WENN DU MIT BEDACHT ISST, NIMMST DU BESTIMMT AB.

Denken Sie an die lange Zahl der verschiedenen Diäten, die Sie im Laufe Ihres Lebens probiert haben, die aber auf lange Sicht keinen dauerhaften Erfolg brachten.

Manfred O. Koeppel

CONTENTS

Wenn Du mit Bedacht isst, nimmst Du bestimmt ab.

Denken Sie an die lange Zahl der verschiedenen Diäten, die Sie im Laufe Ihres Lebens probiert haben, die aber auf lange Sicht keinen dauerhaften Erfolg brachten.

Manfred O. Koeppel

VORWORT

Manchmal stimmt es eben nicht den überein, das, wenn man eine Diät macht, der gewünschte Gewichtsverlust von Dauer ist. Das Übel ist der berühmte YOYO-Effekt und den kann jeder von uns beim Abnehmen bekommen, wenn die Diät nicht stimmt.

Warum sind wir so scharf auf eine Diät? Unser heutiges Leben hat nichts mehr mit natürlicher Ernährung zu tun und deshalb, wenn man zu viel auf den Rippen hat, sich nicht mehr wohlfühlt und auch gesundheitliche Probleme bekommt. Möchten wir es gemeinsam ausprobieren, abzunehmen und für unsere Fitness etwas Gutes tun. Wir alle, auch ich, essen zu viel und zu hastig, denn wir haben alle wenig Zeit. Lecker essen ist es, wenn man im Restaurant isst, die Speisen sind schmackhaft zubereitet und sie werden fantastisch serviert, sodass man einfach alles essen muss. Dann kommt noch der Wein oder das Bier hinzu, auch Coca-Cola und Familie, alles Dickmacher. Wollen wir versuchen gemeinsam abzunehmen?

Viele Diäten werden heutzutage angeboten, im Fernsehen, auf dem Handy usw., wie soll ich denn da herausfinden, was eventuell gut für mich ist. Meine Frau Maria schlug, als ich meine 130 kg reduzieren wollte, eine rein vegetarische Diät vor. Wenn ich das schon höhere, nur Gras fressen, da vergeht einem doch gleich der ganze Appetit.

Eine vegetarische Ernährung ist selbstverständlich gesund

und noch vor einem Jahrzehnt gab es viele Ärzte in Deutschland, die sich gegen dieses Konzept ausgesprochen haben. Und heute sehen wir, wie schnell sich Meinungen und das Wissen ändern können.

EINE AUSGEWOGENE ERNÄHRUNG IST EIN TEIL DES GEHEIMNISSES

Als ich mein Gewicht, ich wog 130 Kilogramm, reduzieren wollte oder besser, musste, setzte mich meine Frau Maria auf vegetarische Kost, diese sollte meine Mittelmeerdiät ersetzen. Nun esse ich eine Diät aus vegetarisch und Mittelmeer, das klingt schon besser. Das ist eine Kombination der beiden klassischen Diäten, die es mir leicht gemacht haben, problemlos abzunehmen. Ich habe seinerzeit in 6 Monaten 30 Kilo abgenommen. (Jede Menge Rezepte zum Abnehmen und Nachkochen finden sie bei Google).

BEACHTEN SIE EIN PAAR REGELN BEI IHRER DIÄT:

Setzen Sie sich zum Essen bequem hin und konzentrieren Sie sich nur auf das Mahl.

Entspannen Sie sich und vor allem, vermeiden sie beim Essen heiße Unterhaltungen, lesen, ihr Handy und Fernsehen. Das ist leichter gesagt als getan. 80 % aller Menschen essen und haben gleichzeitig ihr Handy in der Hand. Vom Fernseher ganz zu schweigen.

Durch all dieses verlieren sie rasch den Überblick auf die Menge, die sie zu sich nehmen und sie können sich nicht auf ihre Diät konzentrieren. Nehmen Sie ihr Essen langsam in den Mund, aber nur, wenn sie den vorherigen Bissen bereits verschluckt haben.

Denken Sie daran, wie hungrig Sie vor dem Essen waren, und vor allem, Ihr Magen sollte nach jeder Mahlzeit nur dreiviertel voll sein. Sie fühlen sich dadurch besser und haben nicht das Gefühl von Fülle.

Um dieses auszugleichen, vorwiegend sollten sie zwischen

den einzelnen Mahlzeiten nicht zu viel Zeit verstreichen lassen. Es ist besser, 5 - 6 kleine Mahlzeiten pro Tag zu essen. Denken Sie daran, weniger ist mehr. Durch diese Art zu essen, essen sie weniger und werden trotzdem satt.

Sie können oder besser sie sollten den Erfolg ihrer Diät noch erhöhen, indem sie sie zusätzlich Sport treiben. Durch dieses Training verbrennt ihr Körper zusätzliche Kohlehydrate. In der Erholungsphase nach dem Sport verbrennt ihr Körper noch einige Stunden danach Kalorien, oder besser Körperfett. Sie müssen nicht täglich eine Stunde trainieren, nein, es genügt, wenn sie einmal pro Woche ihre Übungen 30 Minuten lang zu Hause oder in einem Fittnes Studio machen.

Wenn Sie nicht so hart trainieren wollen, gibt es viele andere Möglichkeiten, seinen Körper in Form zu bringen. Rudern, schwimmen, Rad fahren, auch joggen oder nur laufen (täglich ein bis zwei Stunden), um ihre Räder wieder voll durchdrehen zu lassen.

Anmerkung: wen sie nicht in der Lage sind, dieses zu tun, lassen sie sich von einem Ernährungsberater oder einem Sportcoach beraten.

WIE KANN MAN EINE ESSSUCHT HEILEN?

Dadurch, dass ich unbedingt abnehmen musste (sie wissen, 130 Kilo) wurde Maria auch angeregt, abzunehmen, wenngleich ich immer dachte, sie ist perfekt. Aber wie Frauen halt sind, sie wollen immer noch ein wenig schlanker werden, so machte meine Frau Maria gleichzeitig auch ihre Diät mit mir. Aber sie war beunruhigt, sie wurde damit nicht fertig, trotz aller Diät konnte sie einfach nicht aufhören, zu essen und sie sagte mir "ich kann einfach nicht aufhören zu essen, es ist schrecklich, ich möchte einen Keks essen, esse aber dann die ganze Packung oder ich will eine kleine Portion Eis aus dem Karton und mit entsetzen stelle fest, ich habe alles Eis aufgegessen?"

·"Ich kann es nicht verstehen, warum ich so bin". Trotz aller Diät konnte sie einfach nicht aufhören, nebenbei noch etwas zu essen. Nennen wir es Esstönungen oder Anfälle von Fresssucht

Ihre Gedanken waren, es scheint schlimmer geworden sein, als ich meinen Mann geheiratet habe, ich liebe ihn doch, warum das alles, das will mir nicht in den Kopf. Ich sagte ihr: "Maria, du musst akzeptieren, dass du nach diesen Leckereien süchtig bist und erlaube diesen Teil von dir, darüber zu sprechen". "Warum soll ich das tun" sagte Maria. Es ist komisch, manchmal fühle ich mich vollkommen leer und allein und das halten, aber wir lieben uns doch". "Das hört sich ja so an, als du würdest essen, Maria, weil sich dein inneres Kind, ja es ist dein inneres Kind selbst - einsam und verlassen fühlt". Ja,", sagte Maria, so ist es ungefähr, aber durch das Essen der Schleckereien geht es mir viel besser, wenn ich satt bin, dann bin ich nicht mehr so einsam. Warum das, ich bin doch nicht einsam, ich habe doch dich", aber genau so fühle ich. Ich bin nicht im Bilde darüber, warum ich diese Leere und Einsamkeit habe, ich bin doch nicht allein

Der Gedanke der meisten Leute ist, diese leere kommt von außerhalb, verursacht durch z.B. keinen Partner zu haben oder von jemandem zurückgewiesen werden, fehlender Job oder nicht genug Geld zu verdienen. Doch diese innere Leere und Einsamkeit wird nicht dadurch verursacht. Die Ursache ist, hier fehlt eine spirituelle Quelle, die liebevoll auf ihr inneres Kind aufpasst damit sie Weisheit, Führung, stärke und liebe bekommt.

Was kann so eine spirituelle Quelle sein? Eine höhere Kraft, ein Schutzengel, Gott oder ein höheres Wesen, ein innerer Mentor oder dein höheres Wesen selbst. Wir alle benötigen eine Quelle der Führung, um uns selbst zu verstehen, oder uns anderen Menschen zuzuwenden.

Unser Verstand ist das Lagerhaus unserer Überzeugungen, aber viele von denen sind falsch oder nicht mehr aktuell, sie unterstützen uns nicht mehr. Deshalb kann uns unser Verstand nicht mehr dahin führen, was wir wirklich lieben, er kann uns nicht mehr beraten, welche Handlungen für unser höchstes wohl nötig sind.

Diese Quellen eröffnen sich uns erst, wenn unser tiefes Verlangen danach ist und wir so weit sind, uns liebevoll um uns selbst zu kümmern. Solange wir glauben, dieses ist die Aufgabe eines anderen uns zu ernähren oder wir glauben, das Geld und auch das Essen von anderen kommen müsste. So ergreifen wir nicht all die liebevollen Maßnahmen, in unseren eigenen Namen für uns selbst zu sorgen, um unser inneres Kind mit der benötigten Fülle der Liebe zu versorgen.

Als Erstes, was ich für Maria machte war, eine spirituelle Quelle für sie zu finden oder zu erschaffen, die ihr hilft. Ich fragte sie, welche spirituelle Quelle für sie in ihren Gedanken möglich sein könnte. Sie schlug mir sofort ihren Großvater vor, den sie als Kind sehr geliebt hat und der, als sie 5 Jahre alt war, gestorben ist. Sie sagte mir, "ich fühle oft meinen Großvater um mich, aber ich hatte nie gedacht, ihn einmal um Hilfe zu bitten". Nachdem sie den Großvater gewählt hatte, spürte sie auf einmal seine Liebe, sie konnte sich jetzt vorstellen, dass er sie in seinen Armen hielt. Sie weinte vor Freude und spürte seine Liebe.

Ich sagte zu ihr: "Maria, stell dir das Kind vor, das er in seinen Armen hält und stell dir vor, dass dieses Kind so viel essen will".

Sie fragte sich nun, was sie tun soll, während sie ihren Großvater liebt, dass sie nicht mehr so einsam und verlassen fühlt?

Kleine Maria, danke deinen Großvater, der würde jetzt folgendes zu dir sagen: "Ich hasse es, dass du alles mitmachst, was dein Mann dir sagt und was er will. Du fühlst für ihn, was er will und was er benötigt und ist für dich wichtiger als dein Großvater, du sprichst nicht für mich, du meinst, seit du geheiratet hast, soll dein Mann für dich denken. Indem du aber auf mich aufpasst, anstatt auf deinen Mann aufzupassen, wird er uns lieben. Du musst mich lieben." (Dieses ist nicht auf einmal herausgekommen - es ist eine Zusammenfassung, was das innere Kind der erwachsenen Maria sagte)

Maria lernte, sich an ihren Großvater zu wenden, um Führung

und Liebe zu bekommen und lernte, selbst auf sich aufzupassen, statt alles, was ihr Mann will, zu akzeptieren. So begann allmählich ihre Essattacke zu verschwinden.

und Liebe zu bekommen und lernte, selbst auf sich aufzupassen, statt alles, was ihr Mann will, zu akzeptieren. So begann allmählich ihre Essattacke zu verschwinden.

ICH MACHE EINE NEUE DIÄT, WIE KANN ICH DAMIT LEBEN?

Vor kurzem las ich in einer Zeitschrift "werfen sie alles weg, was in ihrer Speisekammer ist und befolgen sie unseren Diätplan. Das ist bestimmt eine gute Nachricht, aber nur für die Supermärkte. Was sollen sie dann essen, wie wollen sie Abwechslung in ihren Speiseplan bringen?

Fragen sie sich, kann ich den Rest meines Lebens von Salat und Olivenöl-Dressing leben?

Sie müssen keine Buße tun für ihre Ess-Sünden und auch nicht mit einer Diät dafür bezahlen und Sport auf Folterinstrumenten treiben. Nein, wenn sie feststellen, ich habe zu viel drauf, dann machen sie eine Diät, die ihnen gefällt und langsam ihr Gewicht reduziert und nicht so ein extremes Übungsprogramm, die immer wieder in den Zeitschriften angeboten werden.

Wo ist ihr gesunder Menschenverstand geblieben, was ist mit dem essen in Maßen? Sie können nicht alles haben, selbst wenn sie nur Diätkekse essen. Was muss man deshalb tun? Leute, die viel auf Reisen sind und im Restaurant essen, sollten auch kleine Portionen zu sich nehmen. Deshalb nehmen sie sich gesunde Snacks mit, viele Restaurants haben eine Salatbar, hier können sie kleine aber gesunde Snacks finden, es gibt diese Salatbars heute schon in verschiedenen Supermärkten.

Meistens ist es ja so, die Portionen in den meisten Restaurants sind riesengroß und nach dem Essen fühlen sie sich übervoll und das belastet ihr Verdauungssystem. So verlangsamt sich die Verdauung, dadurch können sie, je nach aufgenommener Nahrung bis zu 6 Stunden benötigen, um all diese Speisen zu verdauen. Das ist der Zeitpunkt: Ihr Körper verlangt nach Bewegung. Gehen Sie spazieren. Sie sollten sich nach der Mahlzeit, wenn sie den Tisch verlassen, wohlfühlen.

Am besten ist es, sie nehmen täglich 2 - 3 mittelgroße Mahlzeiten zu sich und 2 - 3 gesunde Snacks. Diätkekse sind nicht immer gesund, sie haben keinerlei Nährwert, wenn sie einen Nährwert hätten, so würde ich für eine Schokoladenkekse-Diät stimmen.

Genug gespaßt, jetzt kommt wieder die Realität. Die meisten von uns, ich auch, müssen nach der normalen Mahlzeit noch ein Dessert haben und das können sie nicht ein Leben lang aufgeben. Aber abgesehen von ihrem Gesundheitszustand, müssen sie bestimmte Einschnitte bezüglich der Nachspeise hinnehmen. Fragen Sie ihren Hausarzt, machen Sie eine sinnvolle Diät und gehen Sie Regelmaessig spazieren, schwimmen oder trainieren.

FASSEN WIR DIE STRATEGIE ZUR GE-WICHTSREDUZIERUNG ZUSAMMEN

Ein Gewichtsverlust Programm (Diät) kann nur gut funktionieren, wenn sie gleichzeitig auch ein passendes Sportprogramm (Krafttraining oder ähnliches) durchführen. Sie werden jetzt sagen, warum sollte ich auch noch Sport treiben, ich reduziere doch schon mein Essen. Aber Sport? (sie sollten, wenn sie kein Sportler sind, damit anfangen, regelmäßig täglich einen Spaziergang zu machen. Viele von uns sind auch keine grossen Läufer, also fangen sie damit an, am Anfang täglich 30 Minuten, dann nach ein paar Tagen erhöhen sie es auf eine Stunde. Sie werden erstaunt sein, wie das ihrem Körper guttut.

Die These lautet, baue dein Körperfett ab, indem du täglich schnell gehst. Damit beschleunigst du den Abnahmeprozess. Sollten sie eine kalorienarme Diät machen, wird ihr Körper in einen Hungermodus versetzt, wobei der Körper sich am Fett festhält und dafür wertvolles Muskelgewebe zur Energiegewinnung verwendet. So senken Sie zwar ihren Stoffwechsel, sie verursachen aber einen grossen Muskelverlust und ihr Körper hält das Fett zurück und produziert mehr Fett.

"Das ist ein Teufelskreis"

Später wird sich der Körper an die Ernährung gewöhnen und ihr Körper wird dann einen Punkt erreichen, wo nichts mehr geht. Und es nichts mit der Diät ist.

Was jetzt tun? Nun ist guter Rat teuer.

Versuchen Sie nicht, diesen Gewichtsverlust mit Massagen, Cremes, Tabletten usw. zu beheben, das wird nicht funktionieren, es gibt einen besseren und gesünderen Weg, dieses auszugleichen, nämlich treiben Sie Sport.

Viele Studien bezeugen, dass Krafttraining der bessere Weg und die überlegene Methode zur Gewichtsreduzierung ist, aber das ist nicht jedermanns Sache.

(Meine Damen, Sie werden sich nicht mit Gewichten anhäufen, Sie haben nicht das Testosteron, um groß und muskulös zu werden. Also machen Sie sich keine Sorgen, machen sie ihre täglichen Spaziergänge, oder laufen sie etwas schneller, ihr Körper wird es ihnen danken.)

Um wirkliche Ergebnisse zu erzielen, sollten Sie auf jeden Fall ein Krafttraining in Ihre Diät einbauen, wenn Sie das nicht tun, dann

freuen Sie sich auf enttäuschende Ergebnisse bei Ihrem Gewichtsverlust Programm.

Die Tage des Krafttrainings an drei bis fünf Tagen in der Woche,
jeweils eine Stunde, sind längst vorbei. Das geht einfach nicht. Ein
kurzes Krafttraining pro Woche, das zu Hause oder im Fitnessstu-
dio durchgeführt wird, schmilzt mehr Fett weg, als Sie jemals für
möglich gehalten hätten.

FETTE ZAHLEN UND IHR HERZ KREISLAUF

Was die Körperfette betrifft, werden diese vom Körper verbrannt, die Zellen oxidieren, um die Energie für die Bewegung freizusetzen. Wenn Ihr tägliches Training 20 - 30 Minuten langsam bis mäßig durchgeführt wird, wird zum großen Teil Energie aus den Fettspeichern entnommen.

<u>Achtung</u>: es ist wichtig, sie verstehen, dass die Fettverbrennung aus allen Körperzellen im Körper kommt, es ist daher nicht möglich, die Fettverbrennung auf einzelne Körperteile zu konzentrieren.

Schnelles Gehen ist die beste Übung zur Fettverbrennung, entweder drinnen auf dem Laufband oder besser noch, draußen an der frischen Luft. Gehen Sie bis sie leicht ins Schwitzen kommen und diese Geschwindigkeit halten die während des ganzen Laufens bei. Bedenken Sie aber, wenn Ihre Cardio-Aktivitäten Sie atemlos oder gar keuchend machen, dann schalten Sie einfach einen Gang herunter. Sie sollten nicht zu hart trainieren, denn sonst kommt Ihre Energie nicht mehr aus den Fettreserven, sondern aus Ihren Kohlenhydrat-Reserven

WAS KANN ICH ESSEN, WENN ICH EINE DIÄT MACHE?

Sie haben sich eine Diät ausgesucht, diese begonnen und jetzt sollten sie eigentlich anfangen, Gewicht zu verlieren. Kontrollieren Sie sich täglich im Spiegel und die Fortschritte zu sehen. Noch ein Wort zu den Diäten... Durch Ihre Diät wird Ihr Körper in den Hungermodus versetzt, das ist ein Überlebensmechanismus, der vor langer Zeit, als Hungersnöte die Menschen plagten, sich entwickelte. Wenn Sie zu wenig Kalorien zu sich nehmen, verringert sich der Stoffwechsel im Körper und die Fettverbrennung wird beeinträchtigt. Gleichzeitig nehmen die Hungersignale im Körper zu und wir beginnen, uns mit energiereichen Lebensmitteln, Fetten und Zucker zu verköstigen. Das sind die gleichen Lebensmittel, auf die wir eigentlich verzichten sollten.

Die meisten von uns haben keine genaue Vorstellung, wie viele Kalorien sie täglich verbrauchen, aber woher wissen Sie dann, ob Sie zu viel essen oder nicht? Kaufen Sie sich einen Kalorienzähler, dann können sie sich in etwa die Kalorien einteilen. Bei den meisten Diätprogrammen werden die Kalorien angegeben.

HIER NOCH EINIGE GROSSARTIGE TIPPS FÜR IHRE DIÄT

1. Reduzieren Sie offensichtliche und versteckte Fette

2. Notieren Sie Ihre Nahrungsaufnahme, um Problembereiche zu identifizieren.

3. Achten Sie auf die Zeiten, in denen Sie zu viel essen.

4. Vermeiden Sie schwere Lebensmittel Beschränkungen

5. Überwachen Sie Ihre Körperfettwerte, nicht Ihr Gewicht

6. Streben Sie einen normalen Fettabbau an, 500 gr pro Woche.

DER CHECK-UP FÜR EINE GESUNDE ERNÄHRUNG, VON ANFANG AN

Es gibt keinen Diätplan, der Ihr Gewicht schnell und für immer reduziert. Täglich werden in Illustrierten und im Fernsehen, ja sogar auf dem Handy Diäten, genauer gesagt Gewichtsreduzierungen angeboten, die in kürzester Zeit bis zu 10 kg und mehr an Gewicht reduzieren. Können sie sich das vorstellen, dass es gesund und von Dauer ist? Bei einer guten und dauerhaften Diät zur Gewichtsreduzierung dauert es einige Tage, bis sie messbarer Ergebnisse feststellen können und sie auf der Waage ausrufen, "ich habe Gewicht verloren". Deshalb haben sie Geduld, und sie werden langsam leichter. Befolgen Sie in ihrer Ernährung einig Grundprinzipien.

Sie sollten mit einem Selbstgespräch beginnen, mit all diesen Worten, die ständig in ihrem Gehirn rumschwirren. Frage: wie führt man ein Selbstgespräch? Ich denke, sie hat in der Vergangenheit ein sehr negatives Selbstgespräch davon abgehalten, ihr Ziel, den Gewichtsverlust zu erreichen.

Wenn sie heute die Gelegenheit bekämen, noch mal ein Selbstgespräch über die Gewichtsreduzierung zu führen, würden sie dann den Dialog auf positiv ändern. Allein schon dieser Gedankengang wird Ihnen helfen, ihr Gewicht zu reduzieren. Wichtig ist das Wörtchen positiv, denn nach dem Gesetz der Anziehung bekommt jeder das, was er denkt. Und der Stolperstein bei dem Ganzen ist das Wort negativ. Denken Sie negativ, bringt ihnen das Universum negatives, und meistens ein wenig mehr Fett. Denke positiv und stelle einen neuen Diätplan auf, sie werden damit Erfolg haben, es ist nie zu spät dafür.

Wie wäre es, wenn sie sich sagen, ich WILL 10 kg an Gewicht verlieren bis zum Sommer (Herbst usw.) dieses positive wird vom Universum für sie geregelt. Aber von selbst kommt nichts, sie müssen dann auch an sich arbeiten, um dieses Ziel zu erreichen. Denken Sie, ihr Verstand hat schon das fertige Ergebnis, 10 Kilo weniger. So einfach ist es, ihr Unterbewusstsein zu programmieren.

Beispiel:
Sie wiegen 80 Kilogramm und wollen 10 Kilo abnehmen, wie sollen sie handeln: Sie müssen eine Entscheidung treffen, programmieren sie ihr Unterbewusstsein und sie werden die 10 Kilo abnehmen, wenn sie es in ihrem Selbstgespräch wollen, oder schreiben Sie auf ein Blatt Papier: Ich bin, fit und gesund. Ich wiege 70 Kilogramm.

Wichtig: schreiben sie alle ihre positiven Gedanken auf und bejahen sie kristallklar "ICH WILL" und das Unterbewusstsein wird ihnen dabei helfen.

Sie können sich mehrere Bestätigungen ausstellen, schreiben Sie z.B. ein neues Trainingsprogramm "Ich genieße meinen neuen Ernährungsplan" oder "Ich liebe die gesunden Lebensmittel, die ich esse", das wird Ihre positive Einstellung vollkommen verändern.

Schreiben Sie immer wieder, bis Sie Ihre Ziele erreicht haben, Ihr Gewicht zu verlieren, das Sie sich gewünscht haben.

Schreiben Sie:

Hier und jetzt erkläre ich, ich will mein Gewicht um 10 Kilo verringern, stellen Sie genau dar, wie Sie vorgehen werden. Vor allen sagen Sie sich es laut mehrmals täglich (ICH WILL MEIN GE-WICHT UM 10 KILO VERRINGERN UND DAS BIS ZUM SOMMER)

Denken Sie daran, sie sollen all das in der Gegenwart sagen und schreiben Sie, "Hiermit bestätige ich meine Erfolge in der Gewichtsabnahme", "Ich habe das Talent und auch die Fähigkeit, jeden Tag Sport zu treiben", "Ich bin ein Gewinner", "Ich danke für alle meine Leistungen, egal, wie klein sie sind".

Machen Sie das alles, auch wenn sie sich unbehaglich und unangenehm fühlen. Ihre Gedanken sind bestimmt so *"so ein Humbug"*, aber auch wenn sie das nicht glauben, was sie sagen, es spielt keine Rolle, sprechen sie so lange mit sich selbst, bis sie überzeugt sind, es wird klappen. Es dauert einige Zeit, bis ihre Selbstgespräche ins Positive wechseln.

Sie fühlen sich am Anfang unbehaglich und unangenehm, Sie fühlen und glauben nicht, was Sie sagen, das spielt keine Rolle, sprechen Sie mit Ihrem Unterbewusstsein. Wenn Sie in der Lage sind und es aushalten, alle Ihre Behauptungen fest und selbstbewusst auszusprechen, werden Sie erstaunt sein, wie schnell sich Ihre Gedanken drehen können.

Als sie das erste Mal auf ein Fahrrad steigen wollten, konnten sie auch nicht gleich die Straße herunterfahren, sie benötigten Übung, ihr Gleichgewicht zu halten, um auf zwei Räder zu fahren. Und genau so ist es mit dem Unterbewusstsein, sie müssen auch ihre Gedanken trainieren. Sie werden staunen wie schnell sie sich an das positive gewöhnt haben und ihr Denken sich vollkommen verändert hat. Wiederholen Sie ihre positiven Behauptungen die nächsten 30 Tage täglich.

Handeln Sie, denn wenn Sie nichts tun, wird sich nichts verbessern. Und keine Phrasen wie *"das wird sowieso nichts"* oder *"was soll dieser Quatsch"*. So ist es unmöglich, positive Ergebnisse zu erzielen.

Unabhängig davon im Allgemeinen: Was müssen Sie im Leben tun, Sie müssen Maßnahmen ergreifen. Deshalb tun Sie jeden Tag etwas, nur so können Sie Ihre Pläne in die Tat umsetzen.

DIE FRAGE: WELCHE DIÄT IST DIE RICHTIGE FÜR MICH?

Die Frage ist: Welche ist die richtige Diät für mich? Sie wissen, es ist an der Zeit, etwas für den Körper zu tun, das Gewicht muss etwas verringert werden, aber welche Diät soll ich nehmen? Einige Diäten sagen, wenig Fett, andere wenig Kalorien sind der richtige Weg und andere Diät-Gurus schwören darauf, alle Formen von Kohlenhydraten zu meiden, um Ihre Gewichtsabnahme-Ziele zu erreichen. Eine Diät sagt, um optimale Resultate zu erzielen, soll man diese mit 2 anderen bekannten Diäten kombinieren, damit die optimale Fettverbrennung zur Gewichtsreduzierung entsteht. Dann noch die verschiedenen anderen Diäten, die auf der Welt einige Erfolgsgeschichten aufzuweisen haben, wie die Kohlsuppendiät und natürlich die Apfelessigdiät. Die Frage is nun, welche Diät funktioniert wirklich und vor allem, welche Diät passt zu mir?

Es sind hier wichtig Faktoren zu berücksichtigen, wenn Sie über einen Diätplan nachdenken, wichtig wäre, ob Sie mit diesem Diätplan lernen, wie man sich gesund ernährt. Leider sind bei den meisten Diäten, die unglaubliche Ergebnisse vorweisen, sogenannte ernährungspsychologisch bankrotte Methoden. Diese Programme, sie werden oft als Diät Programme zur Gewichtsreduzierung bezeichnet und ermutigen Sie, sich einer

Ernährungsgewohnheit zu bedienen, die Ihnen mehr schaden als nutzen kann.

Viele Programme zur Gewichtsreduzierung versprechen augenblickliche Ergebnisse, die auch für eine Weile stimmen, es scheint, ob der Gewichtsverlust durch diese Art von Diäten endlich wahr geworden ist. Aber dann kommt die traurige Realität. Sie müssen erkennen, dass es keine Möglichkeit gibt, diese Programme für den Rest Ihres Lebens beizubehalten. Diesen Faktor müssen Sie unbedingt berücksichtigen. Ein Programm, das Gewicht zu reduzieren und dann das erzielte zu erhalten sollte eigentlich keine Diät sein. Obwohl eine kalorienarme oder kalorienreiche oder flüssige Diät oft Ergebnisse erzielen kann, die es Ihnen ermöglicht, anfangs Gewicht zu verlieren. Aber wenn Sie aufhören oder kurz unterbrechen, werden die Gewichtsprobleme erneut wieder auftreten. Suchen Sie nach keinem Wundermittel, sondern nach einem Programm zur Gewichtsreduzierung, das dauerhafte Ergebnisse bringt und Sie Ihre Ziele erreichen können.

Für alle diejenigen, die es vorziehen Sport wie die Pest zu vermeiden, ist jede Diät oder Gewichtsverlust Programm, das uns verspricht, dass wir unsere Ziele auch ohne Sport erreichen können, ein Lebensretter. Leider langfristig gesehen ist ein Gewichtsverlust nicht möglich, ohne an einem vernünftigen Trainingsprogramm teilzunehmen. Das ist traurig, aber wahr.

Sie sollten sich immer, wenn Sie an eine Diät oder ein Gewichtsreduzierung-Programm denken, folgende Fragen stellen:

1. Lerne ich durch diese Diät an einem gesunden Plan zur Ernährung teilzunehmen?

2. Kann ich diese Diät langfristig einhalten?

3. kann man diese Diät mit vernünftigen Essen und mäßiger Bewegung kombinieren?

Wenn Sie ein Diät- oder Gewichtsverlust Programm finden, das all diese Bedingungen erfüllt, wissen Sie, dass Sie die richtige Diät für Sie gefunden haben. Wie bei jeder Diät ist es immer eine hervorragende Idee, Ihren Arzt zu konsultieren, bevor Sie an einem Gewichtsverlust Programm teilnehmen.

FÜR SCHNELLEN GEWICHTSVERLUST, 10 TIPPS ZUR FETTVERBRENNUNG

Diät mit niedrigem glykämischen
Index, Diät mit niedrigem gi

Um das Beste aus Ihrem Gewichtsverlust Programm herauszuholen, maximieren Sie Ihre Ergebnisse und minimieren Sie Ihre Taille. Wenn Sie eine gesündere Lebensweise führen wollen und wenn Sie abnehmen möchten, befolgen Sie diese 10 Tipps zur Fettverbrennung.

1. Trinken Sie mehr Wasser

Um bei Ihrer Gewichtsabnahme tolle Resultate zu erzielen, lassen Sie Limonade und Cola im Kühlschrank und trinken Sie Wasser. Eines der besten Geheimnisse der Gewichtsabnahme ist, jeden Tag mindestens acht Gläser Wasser zu trinken, um hydratisiert und gesund zu bleiben. Trinken Sie ein erfrischendes Glas Wasser anstatt kalorienreiche oder zuckerreiche Getränke. Wasser reinigt Ihren Körper, entfernt Giftstoffe und fördert ebenfalls den Muskelaufbau.

2. Essen Sie mehrere Mahlzeiten am Tag

Um abzunehmen, reichen normale 3-Mahlzeiten nicht aus, wenn Sie auf dem Weg sind, abzunehmen und Fett zu verbrennen. Ihr Körper kann die großen Mahlzeiten nicht schnell verarbeiten und verwandelt überschüssiges in Fettablagerungen. Die Meinung vieler Experten ist, Sie sollten pro Tag mindestens 6 kleine Mahlzeiten zu sich nehmen. Achten Sie darauf, bei jeder Mahlzeit weniger zu essen, kleine Portionen, um nicht die Nahrung zu verdoppeln, sonst verdoppeln Sie auch Ihren Fettvorrat.

3. Trainieren Sie mit Gewichten, oder laufen sie.

Um eine große Menge an Körperfett zu verbrennen, zu maximieren, ist es ein guter Weg, ein Gewichtsprogramm zu Ihrem Krafttraining hinzufügen. Krafttraining bringt nicht nur Ihren Körper in Form, es verbessert auch Ihre Gesundheit und verbrennt schneller Fett, vor allem, es kurbelt auch Ihren Stoffwechsel an.

4. Essen Sie proteinreiche Lebensmittel

Proteinreiche Lebensmittel kurbeln Ihren Stoffwechsel an und versetzen Ihren Körper in die Lage, schnell Fett zu verbrennen. Außerdem helfen proteinreichen Lebensmittel Ihren Muskelaufbau. Nach dem Training ist es gut, wenn Ihr Körper proteinreiche Nahrungsmittel bekommt, um die Muskelmasse aufrechtzuerhalten.

5. Kalorien mit Bedacht verringern

Es ist bestimmt verlockend, wenn Sie die Kalorienaufnahme

drastisch reduzieren, um einen gesunden Lebensstil zu beginnen. Besser ist es aber für Sie und Ihren Körper, Kalorien schrittweise zu reduzieren und das Risiko zu verringern. Eine zu schnelle Reduzierung der Kalorien führt dazu, Ihr Körper verbrennt schnell alle verfügbaren Kalorien und das senkt Ihren Stoffwechsel. Durch die Reduzierung in kleinen Schritten erhalten Sie Ihren gesunden Lebensstil.

6. Belohnen Sie sich

Wenn Sie erfolgreich Ihre Diät halten und das meiste Fett verbrennen, sollten Sie sich belohnen. Lassen Sie sich verwöhnen, genießen Sie Ihre Lieblings Leckerei. Denken Sie nicht, Sie betrügen Ihre Diät, wenn Sie sich diese kleine Belohnung gönnen. Wenn Sie z.B. Schokolade mögen, gönnen Sie sich jeden Abend ein kleines Stück.

7. Vermeiden Sie Marathon Work-outs

Der größte Fehler, den Sie machen können, ist, mit Gewalt Fett zu verbrennen, um Gewicht durch eine lange Work-outs-Sitzung zu verlieren. Sie müssen sich Ihren Trainingsplan so einteilen, dass Sie evtl. den ganzen Tag ein wenig trainieren? Zum Beispiel.: machen Sie morgens einen kleinen Spaziergang, trainieren Sie mittags und am Abend sollten Sie etwas mehr trainieren. Sie sollten den ganzen Tag aktiv bleiben, um Ihren Stoffwechseln anzukurbeln.

8. Mischen Sie Ihre Trainingsarten

Sie sollten sich Ihr Training so einteilen, dass viele verschiedene Arten genutzt werden, um die Eintönigkeit des Trainierens aufzulockern. Dadurch können Sie die Fettverbrennung bestens aufrechterhalten? Trainieren Sie vielfältig, z.B. Sie können an einem Tag Ihre Runden schwimmen, einen anderen Tag fahren Sie Rad, dann joggen usw.

Durch diese Rotation können Sie Ihren Körper besser trainieren und auch eine Vielfalt von Sportarten kennenlernen.

9. Überspringen Sie die Happy Hour

Wichtig! Vermeiden Sie jeglichen Alkohol, wenn Sie Fett verbrennen möchten. Alkohol ist reich an Zucker und Kohlenhydraten und enthält sehr viele Kalorien. Diese leeren Kalorien sammeln sich schnell an und entziehen dem Körper die notwendigen Nährstoffe, die er für seine Ernährung benötigt. Zum anderen wirkt Alkohol als Hemmstoff für die Fettverbrennung, sodass sich rasant Fettpölsterchen ansammeln

10. Versuchen Sie eine Diät mit niedrigen GI

Für mich ist eine Diät mit niedrigem GI eine ausgezeichnete Methode schnell Fett zu verlieren. Diese Diät regt sie an, nur Nahrungsmittel mit niedrigem Klassifizierungen auf dem glykämischen Index zu verbrauchen. Diese Lebensmittel sind nahrhaft und helfen Ihren Körper, Kalorien und Fette schnell zu verbrennen. Die Diät enthält viele Fleisch-, Obst-, Gemüse, Milch und Getreide Produkte.

Günstige Lebensmittel mit relativ niedrigen glykämischen Index sind beispielsweise:

- Frischkorn-Müsli.
- Vollkornprodukte.
- Hülsenfrüchte.
- Milchprodukte.
- Viele einheimische Gemüse- und Obstsorten (unter

anderem Äpfel, Birnen, Erdbeeren, Kirschen, Pflaumen, Pellkartoffeln, Möhren, Linsen, Erbsen)
- Pasta/Spaghetti aus Hartweizen.

WIE ERNÄHRE ICH MICH RICHTIG, 20 ERFOLGSTIPPS

Dieting is not Easy, denn wenn es so wäre, würden wir alle sehr wahrscheinlich dünn und schlank sein. Da dieses aber nicht der Fall ist, finden Sie hier einige Tipps mit denen erfolgreiche Menschen abnehmen, und davon sollen Sie jetzt auch profitieren.

ERFOLGSTIPP NR. 1, TRINKEN SIE VIEL WASSER

Es ist nicht einfach, so einfach abzunehmen, und da gibt es jetzt ein großes Problem, Wasser, es schmeckt nicht so gut (es gibt heute auch gute Wasser im Supermarkt, oder Sie besorgen sich eine Chipkarte zur Wasserverbesserung). Wasser schmeckt halt nach nichts! Aber da ist eben die Gewohnheit dann Meister, denn Wasser schmeckt eigentlich von Mal zu Mal besser, je öfter man trinkt, desto besser schmeckt es. Ja, 8 bis 10 Mal täglich ein Glas Wasser, oder auch mehr, am Anfang muss man sich daran gewöhnen, aber von Mal zu Mal wird das leichter und später werden Sie sich nach Wasser sehnen.

Zunächst sollten Sie morgens als Erstes ein Glas Wasser trinken, bevor Sie frühstücken. Dies ist wahrscheinlich das einfachste Glas, das Sie den ganzen Tag trinken werden, und es wird Ihnen helfen, daran zu denken, den ganzen Tag Wasser zu trinken.

Besser noch, warum nicht gleich zwei Gläser trinken?

Hier eine Hilfestellung, wenn Sie den Geschmack von Wasser nicht ertragen können. Sie können einen Filter Krug verwenden, um das Wasser der Wasserleitung zu filtern. Aber es gibt auch eine bessere Möglichkeit für Sie, geben Sie dem Trinkwasser einige Spritzer Zitronensaft hinzu, aber keinen Zucker oder Süßstoff. Es kann auch Eis sein, das Wasser wird dadurch frischer.

Klar, Coca-Cola oder Limonade schmecken besser, auch Bier ist ein gutes Getränk, aber zum Abnehmen? Diese Getränke schmecken gut, aber sie enthalten jede Menge Zucker und das ist Gift für ihre Diät.

ERFOLGSTIPP NR. 2: FRÜHSTÜCKEN

Es ist wichtig, das Frühstück nicht, wie es so viele machen, auszulassen oder schnell im Stehen eine Tasse Kaffee und ein Brötchen herunterzuwürgen. Wenn Sie bis jetzt nicht gefrühstückt haben, weil Ihnen die Zeit morgens dazu fehlte, dann gehen Sie doch einfach 20 Minuten eher ins Bett und stehen morgens auf um zu Frühstücken. Das Frühstück ist für Ihre Gesundheit so wichtig und auch zur Gewichtskontrolle. Laut der Professorin Dr. Barbara Rolls, Professorin an der Penn State University," verlangsamt sich der Stoffwechsel, während Sie schlafen und kehrt nicht zurück, bevor Sie wieder essen.

Frühstücken ist nicht nur gut zum Abnehmen, nein auch den ganzen Tag hilft es Ihnen, auf dem richtigen Weg zu bleiben. Lassen Sie das Frühstück einfach aus, werden Sie sich an etwas Süßem erfreuen und das wollen wir doch nicht.

Um es für Sie zu erleichtern, können Sie sich ein paar hart gekochte Eier in den Kühlschrank legen oder einige ballaststoffreiche Früchte mit niedrigem Stärkegehalt, dann ist das Frühstück der perfekte Tagesbeginn für Sie.

ERFOLGSTIPP NR. 3 ESSEN SIE MINDESTENS 3 MAHLZEITEN UND 2 SNACK PRO TAG

Diese Essensweise kann für Sie etwas schwierig werden, alles unter einen Hut zu bringen, Beschäftigung, Arbeit und Essensweise. Ihre Gewohnheiten, vor einem vollen Teller zu sitzen, müssen Sie umstellen, machen Sie sich Gedanken darüber, wie Sie es meistern können, Ihren Teller mit weniger und öfters am Tag zu füllen.

Wir wissen jetzt, das Frühstück kurbelt den Stoffwechsel an, und der steigt mit der Häufigkeit des Essens. Denken Sie daran, dies ist eine Hilfe, Ihre Kohlenhydrat-Aufnahme einzudämmen. Ihre Snacks so zu planen, damit Sie den ganzen Tag nicht hungern müssen.

Am Anfang werden Sie ein bisschen Zeit aufwenden müssen, um den Einkauf für Ihr Essen zu planen. Sie sollten jeden Morgen, bevor Sie sich auf den Weg zur Arbeit machen, die gesunde Auswahl Ihrer Lebensmittel vornehmen und sich ein paar gute Snacks und Ihre Mahlzeiten zubereiten. Vorschläge finden Sie in der Liste der Snacks und Speisen, die später in einem anderen Artikel aufgeführt werden.

ERFOLGSTIPP NR. 4: VERMEIDEN SIE WEIßE LEBENSMITTEL

Um sich leichter zu merken, was Sie essen sollten oder nicht, ein paar einfache Regeln. Was sollten Sie nicht essen: Wenn die Nahrungsmittel aus Zucker, Mehl, Kartoffeln, Reis oder Mais bestehen - SAG EINFACH NEIN. Wenn Sie sich an diese Faustregel halten, können Speisen mit diesen Zutaten leicht als High-Carb-Snack erkennen.

Achten Sie immer auf bunte Früchte und Gemüse als Ersatz für die weißen. Kaufen Sie Brokkoli, Salat, Paprika, grüne Bohnen und Erbsen, braunen Reis in Maßen, Blattgemüse wie Grünkohl und Spinat, Äpfel, Melonen, Orangen und Trauben.

Diese Lebensmittel sind nicht nur farbenfroh, sondern auch reich an Ballaststoffen, Nährstoffen und wichtigen Antioxidantien. Der Verzehr von buntem Obst und Gemüse bietet Ihnen eine abwechslungsreiche Ernährung und zusätzliche gesundheitliche Vorteile.

ERFOLGSTIPP NR. 5: ISS DEIN GEMÜSE

Es ist so einfach, eine Low-Carb-Diät als Entschuldigung für schlechte Ernährung zu verwenden. Widerstehen Sie dieser Versuchung. Wenn das einzige Gemüse, dass Sie in den letzten 5 Jahren gegessen haben, die Kartoffel war, ist jetzt ein guter Zeitpunkt, um mit anderen Gemüsen zu experimentieren. Dies ist wichtig für Ihre allgemeine Gesundheit und um einige unangenehme Nebenwirkungen zu vermeiden, wenn Sie nicht genug Ballaststoffe in Ihre Ernährung aufnehmen.

Wenn Sie sich genug anstrengen, finden Sie Gemüse, das Sie gerne essen. Experimentieren Sie mit dem Grillen von Gemüse und kochen Sie mit echter Butter, um den Geschmack zu verstärken. Sie können auch im Internet oder in Kochbüchern nach neuen Rezepten suchen.

Denken Sie daran, wenn Sie nur 40 Gramm Kohlenhydrate pro Tag oder weniger essen, z.B. 2 Tassen normales Salat grün enthält nur 5 Gramm Kohlenhydrate, ist es hervorragend für Ihre Diät. Sie haben keine Entschuldigung, Ihr Gemüse nicht zu essen.

ERFOLGSTIPP NR. 6. BEREITEN SIE SICH IHR EIGENES ESSEN SELBST

Immer mehr Restaurants bieten kohlenhydratarme Menüs an, aber die meisten Menüs sind nicht kohlenhydratarm im Sinne Ihres Programms zur Gewichtsabnahme. Versuchen Sie, so oft wie möglich Ihre Speisen selbst zubereiten, es gibt viele Rezepte für schnelle und einfache Mahlzeiten, die Sie auch selbst kochen können.

Wenn Sie selbst kochen, können Sie besser kontrollieren, was der Inhalt ist. Sie können z.B. versteckten Zucker oder auch andere Inhaltsstoffe, die Sie nicht essen sollten, besser erkennen.

Und ein weiterer Vorteil, wenn Sie Ihre Speisen selbst zubereiten ist, Sie können eine Menge Geld sparen, statt im Restaurant zu essen, machen Sie es sich selbst.

Klar, Sie müssen öfters einkaufen gehen, aber der Preisunterschied zwischen Ihrer Kochkunst und dem Restaurant ist enorm.

Es wird auch immer einfacher, Ihre Ernährung mit der Auswahl an frischen Lebensmitteln wird Ihnen so gefallen, dass Sie die Ernährung beibehalten

ERFOLGSTIPP NR. 7: KAUFEN SIE SICH EINEN SATZ LEBENSMITTEL -VORRATSBEHÄLTER

Wenn Sie Vorratsbehälter für Lebensmittel in verschiedenen Größen zur Hand haben, können Sie Ihre Mahlzeiten und Snacks viel einfacher planen. Wenn Sie Nüsse, Obst und Gemüse in loser Schüttung kaufen, können Sie diese einfach zubereiten, trennen und für den späteren Gebrauch aufbewahren.

Sie können sich z.B. Äpfel und Snacks für mehrere Tage zubereiten, einfach in Scheiben schneiden, mit Zitronen- oder Ananassaft übergießen und in den Behältern aufbewahren. So können Sie bei der Zubereitung schneller sein und Zeit sparen.

Bereite Dein Mittagessen zu und nimm es mit zur Arbeit, noch besser ist es Sie nehmen Ihr Mittagessen und 2 Snacks mit zur Arbeit.

ERFOLGSTIPP NR. 8: ESSEN SIE EINIGE PROTEINE BEI JEDER MAHLZEIT ODER BEI JEDEN SNACK.

Zusätzlich zu allem, was wir vorher besprochen haben, können Sie durch den Verzehr von Eiweiß viele Kalorien verbrennen. Jeff Hample, Ph.D., RD, ein Sprecher der American Dietetic Association, sagt: "Protein besteht hauptsächlich aus Aminosäuren, deren Abbau für Ihren Körper schwieriger ist, sodass Sie mehr Kalorien verbrennen, wenn Sie es loswerden. Sie sollten nicht denken, nur ein proteinarmer Snack kann Ihnen beim Abnehmen helfen. Wie wäre es mit ein paar Scheiben Pute oder Schinken oder etwas Streichkäse?

Das Essen von Protein hilft Ihnen auch dabei, sich satt zu fühlen, sodass Sie weniger nach ungesunden Snacks dürsten.

ERFOLGSTIPP NR.9: TRINKEN SIE NACH JEDEM
SNACK ODER ESSEN EIN GLAS WASSER

Dies hilft Ihnen, jeden Tag 8 bis 10 Gläser Wasser zu sich zu nehmen, kann aber auch andere Vorteile haben. Haben Sie schon einmal Hunger bekommen, nachdem Sie eine Handvoll oder eine normale Portion Nüsse gegessen haben? Trinke danach Wasser. Das Wasser wird Ihnen helfen, sich satt zu fühlen.

ERFOLGSTIPP NR. 10: ESSEN SIE LANGSAM
UND GENIESSEN SIE IHR ESSEN

Sie werden sich satt und zufriedener fühlen, wenn Sie sich die Zeit nehmen, Ihr Essen zu genießen und es langsamer zu kauen. Gewöhnen Sie sich nicht an, im Stehen oder schnell zu essen. Setz Dich hin und kaue.

Wenn Sie langsamer essen, können Sie Ihr Essen besser genießen, auf das achten, was Sie tatsächlich essen, und ein besseres Gefühl dafür bekommen, wann Sie tatsächlich satt sind.

10 Diättipps für Ihre gesunde Ernährung

ERFOLGSTIPP NR. 11: DIE GROSSEN GERICHTE SOLLEN SIE
FRÜHER ESSEN UND DIE KLEINEN GERICHTE SPÄTER

Sie werden sich besser fühlen und schneller abnehmen, wenn Sie ein großes Frühstück und ein kleineres Abendessen essen. Möglicherweise möchten Sie auch den Großteil Ihrer Kohlenhydrate früher am Tag zu sich nehmen und zum Abendessen einen Salat und mageres Fleisch-Protein nehmen.

Sie sollten tagsüber, wenn Sie am aktivsten sind, größere Mahlzeiten zu sich nehmen und Sie werden den ganzen Tag über zufrieden sein und so das Verlangen nach ungesunden Snacks eindämmen.

ERFOLGSTIPP NR. 12: ESSEN SIE LACHS ODER MAKRELEN ZUM FRÜHSTÜCK

Ja, das klingt seltsam, aber es ist eine Möglichkeit, mit Omega-3-Fettsäuren zu arbeiten, die gut für Sie sind und Ihrer täglichen Ernährung Abwechslung verleihen. Nach ein paar Monaten werden Sie möglicherweise müde, Eier und Speck zum Frühstück zu essen. Durch das Ersetzen von Fisch erhalten Sie das Protein und die gesunden Fischöle, die Sie benötigen.

Sie können Dosenlachs oder Makrelen in Dosen als gesünderen Wurstersatz probieren. Oder Sie essen am nächsten Morgen einfach kalte Lachsreste mit Dillsauce.

ERFOLGSTIPP NR.13: ESSEN SIE SALATBLÄTTER STATT BROT

Dies scheint ein komischer Tipp zu sein, es scheint auf den ersten Blick jedenfalls so, aber wenn Sie diesen Tipp ausprobieren, werden Sie ihn einfach lieben. Anstatt Brot und Brötchen mit Ihren Sandwiches und Hamburgern zu essen, probieren Sie doch mal Salatblätter.

Sie können einen doppelten Cheeseburger mit Zwiebeln, Essiggurken und Tomaten in einem ganzen Salatblatt zubereiten. Oder Sie können leckere Wrap-Sandwiches mit Salat anstelle von Tortilla und Brot machen.

Dies trägt dazu bei, dass Sie mehr Kohlenhydrate und Ballast-stoffe zu sich nehmen und gleichzeitig mehr Abwechslung in Ihre Ernährung bringen.

ERFOLGSTIPP NR. 14: ESSEN SIE EIN OBSTDESSERT

Jetzt kommt es, jeder will auch ein Dessert zu seinem Essen, aber er sagt: "ich mache mein Diätprogramm, da kann ich keine süßen Nachspeisen essen"·nun, warum probieren Sie nicht einmal Käse mit Obstscheiben oder Beeren oder besser noch, probieren Sie Beeren mit Sahne (ohne Zucker)Sie könnten sogar süße Ananas oder Erdbeeren mit Hüttenkäse probieren. Na, ist das nicht ein gutes Angebot?

Beeren sind süß und reich an Ballaststoffen und Nährstoffen. Milchprodukte sind reich an Eiweiß. Wenn Ihr Diät-Plan es zulässt, ist dies eine süße und schmackhafte Alternative zu zuckerhaltigen Desserts.

Ein zusätzlicher Vorteil ist, dass das Protein in den Milchprodukten und die Ballaststoffe in den frischen Früchten diese Desserts sättigender machen.

ERFOLGSTIPP NR. 15: ESSEN SIE IHRE GANZE FRUCHT, UND SIE ESSEN DIE GANZEN NÄHRSTOFFE

Fruchtsaft kann als Ersatz für Soda sehr verlockend sein, aber wie gesund ist Fruchtsaft? Wenn Sie die Etiketten lesen, wer-den Sie schnell feststellen, dass in vielen im Handel erhältlichen Säften in Ihrem örtlichen Lebensmittelgeschäft nur sehr wenig tatsächlicher Fruchtsaft vorhanden ist.

Was drin ist, ist viel Zuckerwasser und andere Zutaten und wenig richtiger Obstsaft. Warum nicht den Saft weglassen und ein frisches Stück Obst essen? Nicht nur, dass frisches Obst weniger Zucker als Saft enthält, frisches Obst hat Ballaststoffe, die gut für Sie sind und Ihnen helfen, sich länger voll zu fühlen.

ERFOLGSTIPP NR. 16: EINFACH
DAS GERICHT ERSETZEN

Fast täglich werden neue Shakes und Riegel als Mahlzeitenersatz angeboten. Diese Shakes und Riegel mögen als gesund gelten, aber fast alle, auch die Perfekt-Riegel, enthalten gehärtetes Öl und Süßstoffe.

Also sei vorsichtig. Die Riegel sind möglicherweise nur geringfügig gesünder als ein Snickers-Schokoriegel. Gelegentlich sind sie vielleicht nicht so schlimm für Sie, aber in der Regel möchten Sie sich wahrscheinlich nicht jeden Tag einen Shake oder Riegel als Mahlzeitenersatz gönnen.

ERFOLGSTIPP NR. 17: WENN ES UNWAHRSCHEINLICH
KLINGT, DANN MUSS ES JA WAHR SEIN

Sie werden es nicht glauben, es gibt Donuts und Muffins mit niedrigen Kohlenhydratgehalt. Sie müssen vielleicht ein wenig suchen, aber es gibt sie zu kaufen, vorwiegend in kohlenhydratarmen Lifestyle-Fachgeschäften. Das bedeutet nicht, dass Sie sich das zur Gewohnheit machen sollen. Kohlenhydratarmes Gepäck kann verlockend sein, aber denken Sie immer daran, dass es noch immer alle Kohlenhydrate, außerdem verbotene Zutaten wie Mehl, Zucker oder Süßstoff enthalten.

Als gelegentliche Leckerei soll es gelten, es kann gesünder sein, als Ihr täglicher Muffin, aber denken Sie immer daran, die Grundlagen für einen anhaltenden Erfolg beizubehalten.

ERFOLGSTIPP NR. 18: WO FINDEN SIE IM LEBENSMITTELGESCHÄFT DIE GESUNDEN LEBENSMITTEL?

Für den Einkauf in den Lebensmittelgeschäften, wollen wir Ihnen einen roten Faden geben, um sich gleich besser auszukennen. Die gesunden Lebensmittel befinden sich nicht in den Hauptgängen.

Wenn Sie in einen Lebensmittelladen gehen, denken Sie darüber nach, denn alle gesunden Lebensmittel, die Sie suchen, sind an den Wänden angeordnet wie Obst, Gemüse, Fleisch und Milchprodukte.

Sie sollten bei Ihrem Einkauf am Ausgang beginnen, um sich leichter zurechtzufinden. Es könnte sonst einen Heißhunger auf Kohlehydrate Produkte geben und das wollen Sie doch vermeiden. Füllen Sie Ihren Einkaufskorb mit den gesunden Lebensmitteln.

ERFOLGSTIPP NR. 19: KAUFEN SIE SICH EIN GUTES KOCHBUCH

Wissen Sie nicht, was Sie kochen können oder was Sie essen wollen, hier hilft ein gutes Kochbuch. Sie benötigen eine abwechslungsreiche Ernährung.

Nicht alle Rezepte, die Sie in Kochbüchern finden, sind, kohlenhydratarm, aber Sie werden erstaunt sein, wie viele kohlenhydratarme Rezepte Sie in den guten Kochbüchern finden.

Kochbücher sind hervorragende Nachschlagewerke, hier können Sie Tipps finden, z.B. wie kaufe ich ein gutes Stück Fleisch oder die Zubereitung von Obst, Fleisch und Gemüse auf neue aufregende Art.

Außerdem kommen immer wieder neue, moderne Kochbücher in den Handel, da können Sie sich doch leckere raffinierte Speisen herstellen.

ERFOLGSTIPP NR. 20: NEHMEN SIE EIN GUTES MULTI VITAMIN

Wir können es nicht immer richtig machen. Selbst die gewissenhafteste Lebensmittelkombination kann einige gesunde Vitamine, Mineralien und Spurenelemente in seiner Ernährung vermissen. Erwägen Sie die Einnahme eines guten Multivitamins, um sicherzustellen, dass Sie alles bekommen, was Sie benötigen.

Fragen Sie zuerst Ihren Arzt nach Empfehlungen, und Sie sollten auf Anämie untersucht werden, um festzustellen, ob Sie ein Vitamin mit Eisen benötigen. Je länger Sie jedoch kohlenhydratarm essen und je mehr rotes Fleisch Sie essen, desto weniger ist Anämie ein Problem, und Sie sollten in der Lage sein, Vitamine mit weniger Eisen einzunehmen.

Ihr Erfolg liegt ganz bei Ihnen. Unter der Annahme, Sie sind ein ansonsten gesunder Mensch, wird Ihr Körper seinen Beitrag leisten. Denken Sie daran, den für Sie richtigen Diätplan einzuhalten und Ihre Mahlzeiten abwechslungsreich zu gestalten, damit

Sie Ihren Zielen in Bezug auf Gesundheit und Gewichtsverlust treu
bleiben.

DIE ABNEHM-MYTHEN

Bodybuilding, Trainingsprogramme zur Gewichtsabnahme oder Gewichtszunahme

Jedes Programm hat seinen Vorrat an nutzloser Volkskunde und Halbwahrheiten, die von Person zu Person auf der ganzen Linie weitergegeben werden. Es gibt heutzutage in den Medien eine Menge kostenloser Diät Ratschläge, die, wenn sie ernst genommen werden und wenn man dann auf eigene Faust beginnt, diese Programme auszuprobieren, kann es zu einer Frustration beim Abnehmen führen.

Das lässt die Leute denken, dass Sie dazu bestimmt sind "ein Leben lang dick zu bleiben".

Aber das ist nicht wahr, lesen Sie die Gewichtsverlust-Mythen und ziehen Sie Ihre eigenen Schlussfolgerungen.

1. Trainieren Sie mit nüchternem Magen, so verbrennen Sie mehr Fett.

2. Effektiver Gewichtsverlust ist die Gesamtmenge an Kalorien, die tagsüber verbrannt wurden, es ist nicht wichtig, wie oder warum diese verbrannt werden.

3. Es spielt keine Rolle, ob Ihre sportlichen Betätigungen in der Nacht, am frühen Morgen oder später am Tage stattfinden. Trainieren Sie täglich und Ihr Körper wird es ihnen danken.

4. Studien zeigen, dass sich der allgemeine Stoffwechsel erhöht, deshalb   machen Sie keine oder nur leichte Übungen nach einer großen Mahlzeit. Durch die Verdauung der Speisen wird mehr Energie verbraucht als die Energie, die wir zu unserem Muskelaufbau benötigen.

Je mehr Bewegung, umso besser. Jede Trainingseinheit ist für den einzelnen wichtig, aber man sollte nicht übertreiben. Es gibt eine Ebene und eine Frequenz, um Ergebnisse zu erzielen, aber nach diesen Übungen sollten Sie abschalten und Ihren Körper nicht dem Stress aussetzen höhere Leistungen zu erbringen, er soll sich erholen.

Nach Beenden des Trainings, so ist die allgemeine Meinung, wird Fett in die Muskeln deponiert. Aber das ist nicht möglich, Fett und Muskeln sind zwei verschiedene Arten von Geweben, die nicht konvertieren. Dies ist wie der Versuch, Wasser in Milch umzuwandeln.

Wenn Sie mit dem Training aufhören, schrumpfen die Muskeln in der Größe, aber sie verschwinden nicht. Je mehr Kalorien, die eingenommen und nicht verbrannt werden, lagern sich als Fett ab.

a. Wenn Sie nicht schwitzen bei Ihren Übungen trainieren Sie nicht hart genug.

b. Schwitzen ist die Art des Körpers, sich abzukühlen, viele Faktoren tragen dazu zu bei, zu schwitzen wie z.B. Raumtemperatur, Art der Übung, Körperfettwerte, Kleidung und Intensität des Trainings.

c. Man kann die Intensität des Trainings nicht nach der Menge des Schwitzens beurteilen. Eine gut ausgebildete Person schwitzt oft viel mehr, denn der Körper kann die Wärme besser regulieren.

d. Einnahme von Zucker vor dem Training, um das Energieniveau zu erhöhen. Die Einnahme von Zucker führt zu einem raschen Blut Anstieg durch den Zuckergehalt. Dieser rasche Anstieg stimuliert eine Freisetzung von Insulin, was nach dem Abbau im Körper zu Erschöpfungszuständen führt.

e. Gewichtszunahme ist nicht nur ein Teil des Älterwerdens. Älterwerden ist keine Entschuldigung für Gewichtszunahme. Wenn wir älter werden, beginnen wir meistens, einen ruhigen Tagesablauf, einen sitzenden Lebensstil zu führen, das führt dazu, dass die Muskeln an Masse verlieren.

f. Die Effizienz Ihres Stoffwechsels steht im direkten Zusammenhang, wie viel Muskelmasse Sie auf ihrem Körper haben.

g. Mache einmal pro Woche ein Krafttraining mit hoher Intensität um die
Muskelmasse Ihres Körpers zu erhalten und um zu verhindern, dass der   Stoffwechsel sinkt.

DIE BESTE FORM DER ÜBUNG IST X

Diese Behauptungen basieren meistens auf Marketingstrategien und persönlicher Voreingenommenheit. Auch wenn diese Informationen sachlich begründet sind, so haben sie wenig praktischen Wert für die eigenen praktischen Übungen. Das Wichtigste für Sie ist, wählen Sie eine Übung aus und führen diese konsequent durch.

1. Die meisten Menschen denken, wenn die Nahrungsmittel fettfrei sind, dann, kann ich so viel essen wie ich will, aber der Schein trügt: Leider bedeutet fettfrei nicht kalorienfrei, leider ist diese Bezeichnung vollkommen irreführend, denn die gegessenen Kalorien auch bei fettfreien Lebensmitteln verbrennt Ihr Körper nicht ganz, den Rest speichert Ihr Körper als Körperfett.

2. Wenn Sie Sport treiben, bitte trinken Sie kein kaltes Wasser, sondern Wasser allgemein. Die meisten trinken während des Sports literweise kaltes Wasser, das bezweckt, Sie bekommen Krämpfe und die sind unangenehm. Es ist wichtig, vor dem Training, während und nach diesem Wasser zu trinken, allerdings natural und in kleinen Mengen. So gleichen Sie den Wasserverlust durch Schwitzen aus.

3. Die Meinung ist, wenn ich keinen persönlichen Personal-

Trainer habe gewinne ich nicht. Ein persönlicher Personal-Trainer wird Ihnen helfen, Ihr Ziel zu erreichen, aber Sie als Erwachsener sind auf jeden Fall selbst in der Lage, sich eigene Ziele zu setzen und diese auch zu erreichen. Sie wissen, wie es geht, nach einem guten Trainingsprogramm und einem guten Essen ist kein Personal-Trainer erforderlich, Ihnen zu sagen, wie es weitergeht.

4. Wenn ich meine Bauchmuskeln trainiere, bekomme ich einen flachen Bauch. Das Training Ihrer Bauchmuskeln hilft Ihnen dabei, die Bauchregion zu straffen, aber das Bauchfett wird nicht reduziert, es bleiben die Fettablagerungen, die für einen Hängebauch verantwortlich sind. Die Fettpölsterchen entstehen durch mehr Kalorien, die Du zu Dir nimmst. Deine Pölsterchen werden durchgehend gleichmäßig abgebaut, es ist nicht möglich, in einzelnen Zonen extra Fett abzubauen.

Über den Autor

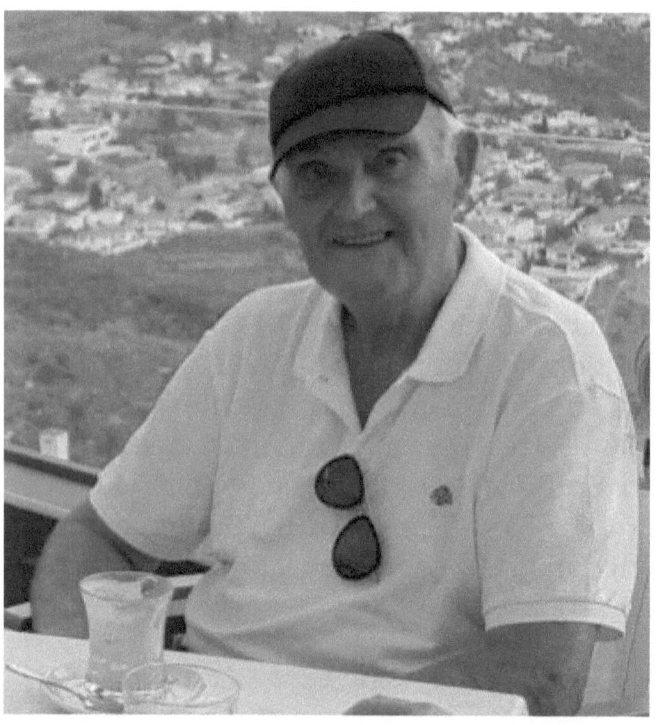

Geboren in Köln, aufgewachsen in Thüringen und später übersiedelt nach Nürnberg. Studierte Landwirtschaft, Großhandelskaufmann und Betriebswirtschaft.

Durch den Tod seiner Ehefrau, sie starb an Krebs, schrieb er ein Buch über die verschiedensten Behandlungsarten von Krebs. Ich suchte während Ihrer Krankheit nach alternativen Heilmethoden und besuchte viele Kongresse, die mit den bekanntesten deutschen und internationalen Spezialisten im Eigenverlag. Jetzt im Alter habe ich wieder angefangen zu schreiben, meine ersten Taschenbücher sind "Deine Wünsche und Träume realisieren sich" und "Das Glück von morgen beginnt heute" und verschiedene andere.

NOTIZEN

www.ingramcontent.com/pod-product-compliance
Lightning Source LLC
Chambersburg PA
CBHW051125250726
48655CB00007B/2884